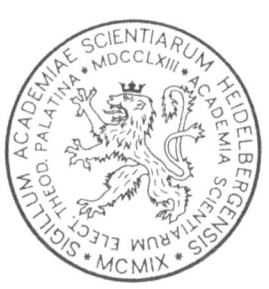

Sitzungsberichte der Heidelberger Akademie der Wissenschaften
Mathematisch-naturwissenschaftliche Klasse
Jahrgang 1984, 5. Abhandlung

Fritz Linder

Geistige Grundlagen der chirurgischen Therapie

Mit 5 Abbildungen und 3 Tabellen

Vorgelegt in der Sitzung vom 3. November 1984

Springer-Verlag
Berlin Heidelberg New York Tokyo
1984

Professor Dr. Dr. h. c. mult. Fritz Linder
em. Direktor
der Chirurgischen Universitätsklinik Heidelberg
Kirschnerstraße 1, 6900 Heidelberg 1

ISBN-13: 978-3-540-15081-7   e-ISBN-13: 978-3-642-46528-4
DOI: 10.1007/978-3-642-46528-4

Das Werk ist urheberrechtlich geschützt. Die dadurch begründeten Rechte, insbesondere die der Übersetzung, des Nachdruckes, der Entnahme von Abbildungen, der Funksendung, der Wiedergabe auf photomechanischem oder ähnlichem Wege und der Speicherung in Datenverarbeitungsanlagen bleiben, auch bei nur auszugsweiser Verwertung, vorbehalten.
Die Vergütungsansprüche des § 54, Abs. 2 UrhG werden durch die „Verwertungsgesellschaft Wort", München, wahrgenommen.

© Springer-Verlag Berlin Heidelberg 1984

Die Wiedergabe von Gebrauchsnamen, Warenbezeichnungen usw. in diesem Werk berechtigt auch ohne besondere Kennzeichnung nicht zu der Annahme, daß solche Namen im Sinne der Warenzeichen- und Markenschutz-Gesetzgebung als frei zu betrachten wären und daher von jedermann benutzt werden dürften.
Satz: K + V Fotosatz GmbH, Beerfelden

2125/3140-543210

Geistige Grundlagen der chirurgischen Therapie

Dem Text liegen zwei Vorträge zugrunde, die Verfasser am 19. Mai 1984 in Titisee (Symposium des Boehringer-Ingelheim-Fonds) und am 9. Juli 1984 (Naturhistorisch-Medizinischer Verein zu Heidelberg) gehalten hat. Die Veröffentlichung in den Sitzungsberichten der Akademie wurde angestrebt wegen des übergreifenden Interesses, welches das Thema, auch als Beitrag zur Kenntnis der Entwicklungsgeschichte der neuzeitlichen Chirurgie, beanspruchen kann.

Wer das Thema genauer gelesen hat und den dazugehörigen Redner besser kennt, der kann annehmen, daß der Vorstand der Symposien sich eines gewissen freundschaftlichen Druckes bedient haben muß. Ich unterziehe mich dieser Aufgabe aber keineswegs ungern, im Gedenken an den fast 40jährigen Kontakt mit ähnlichen Veranstaltungen seit der Nachkriegszeit, bei denen die Aufforderung zur aktiven Teilnahme eine willkommene Gelegenheit, vor allem zur Präsentation für den akademischen Junioren, darstellte. Ich darf aber noch einen anderen Beweggrund nennen: Als in den 50er Jahren die neue Bauplanung der Ruperto-Carola in den Universitätsgremien beraten wurde, fiel von hoher Stelle das vielleicht nicht ganz ernst gemeinte Statement:

*„Skalpell und Retorte ins Neuenheimer Feld,
aber der Geist muß in der Stadt bleiben!"*

Diese Differenzierung regte zum gelegentlichen Bedenken der vermeintlichen oder tatsächlichen Gewichtung der einzelnen Fakultäten an und mußte verständlicherweise schlußendlich auch den Chirurgen beschäftigen.

Für eine Analyse dieser Probleme erschien früher eine einsemestrige Vorlesung über die „Allgemeine Chirurgie" hilfreich, die freilich seit langer Zeit gestrichen ist, weil offenbar heute die retrospektive Historie nicht mehr sehr hoch im Kurse steht.

Nun, in dieser keineswegs leichten Wochenstunde lernten und lehrten wir, daß der Begriff Chirurgie sich bekanntlich von dem griechischen Wort cheir (die Hand) und ergon (das Werk) ableitet, womit unser Fach schon von den Anfängen an richtig als *„Handwerk"* deklariert wurde. Natürlich kam hierzu auch frühzeitig die individuelle *Erfahrung*, wie sie z. B. MACHAON vor Troja in hochbelobigter Form besaß und sicher einen beträchtlichen Teil der 147, in der ILIAS beschriebenen Kriegsverletzungen, für seine Zeit optimal zu erkennen und behandeln wußte. Am Anfang war es eben der Wundarzt, der damals zwangsmäßig an der Spitze seiner Zunft stand. Demgegenüber negierte Vincenz CZERNY nach dem 70er Krieg weitgehend die Bedeutung der militärischen Verletzungen für die chirurgische Ausbildung, da schon damals die Friedensverletzungen auf der Straße, in der Werkstatt etc. eine fast ebenso hohe Zahl wie die der Verwundeten der ganzen deutschen Armee in $1\frac{1}{2}$ Jahren ausmachte. Meine Generation, die erneut an entsprechender Stelle unter oft erbärmlichen Umständen ihre Erfahrungen sammeln mußte, ist – von Gewissensgründen ganz abgesehen – zu einer ähnlichen Beurteilung gekommen.

Die nachfolgende Entwicklung der Chirurgie basierte in den seither vergangenen 3000 Jahren nach TROJA auf immer weiteren handwerklichen Fortschritten. Dies schließt nicht aus, daß wie SCHIPPERGES betont, der gebildete Chirurg im Mittelalter (nach LANFRANK oder HENRI VON MONDEVILLE) neben der operativen Technik auch wissenschaftliche und ethische Ansprüche zu erfüllen hatte. Trotzdem muß man sagen, daß doch erst im 19. Jahrhundert die entscheidende Expansion der Chirurgie erfolgte, zu der die Bekämpfung von Schmerz und Wundinfektion die wichtigsten Voraussetzungen gelegt hatte. So wurden in dieser Zeit alle drei Körperhöhlen mit sämtlichen darin befindlichen Organen operativ zugänglich, ohne das Leben des Patienten – sarkastisch zu jener Zeit gesagt – mit der Treffsicherheit einer Guillotine zu gefährden. Zahlenmäßige Daten zur Illustration der Situation zuvor kann nochmals der französisch-deutsche Krieg 1870/71 bieten. Damals verstarb in Pariser Militärlazaretten – trotz der bakteriologischen Entdeckungen eines Pasteur – fast jeder oberschenkelamputierte Soldat an Wundfieber oder Tetanus, ebenso wie auch auf deutscher Seite. Erst mit dem mikroskopischen Nachweis der hoch toxischen Streptokokken durch Theodor BILLROTH 1874 und der Staphylokokken durch Alexander OGSTON 1880 (ein schottischer Chirurg aus Aberdeen und Schüler von Robert KOCH) konnten die postoperativen Krankheitsursachen gefunden und mit den anti- und aseptischen Methoden weitgehend eingedämmt werden. In unserer erlebten Zeit erfolgte dann mit den Sulfonamiden durch DOMAGK und den Antibiotika durch FLEMING, CHAIN und FLOREY die Entdeckung einer hochwirksamen Therapie, deren Pioniere bezeichnenderweise wie bei anderen Fortschritten unseres Faches gar keine Chirurgen waren. Für mich unvergeßlich ist eine Sinus cavernosus-Thrombose, die nach ganz kleinen Gaben von Penicillin (20–40 000 E/die) 1946 zu einer bis dahin kaum gekannten Ausheilung führte.

Die erwähnten Beispiele zeigen die kontinuierliche Entwicklung der Chirurgie auf einer naturwissenschaftlichen Stufenleiter. Zu der Gleichung: Chirurgie = Handwerk kommt jetzt additiv die mehr oder minder fachbezogene echte Wissenschaft hinzu.

Trotzdem wird der Ausbau der operativen Technik – entgegen noch immer verbreiteter Skepsis – auch in Zukunft nicht beendet sein. Als Beispiel aus den letzten Jahren kann man auf Verbesserungen durch atraumatische Nadeln oder feinste Kunststoff-Fäden verweisen. Mit ihrer Hilfe sind Nähte am cardiovaskulären oder gastrointestinalen System sehr viel weniger traumatisch und damit risikoärmer geworden. Andere jüngere Beispiele sind die Kryochirurgie, der Laserstrahl oder die regionale Perfusion bei Tumoren, von der ihr Initiator CREECH

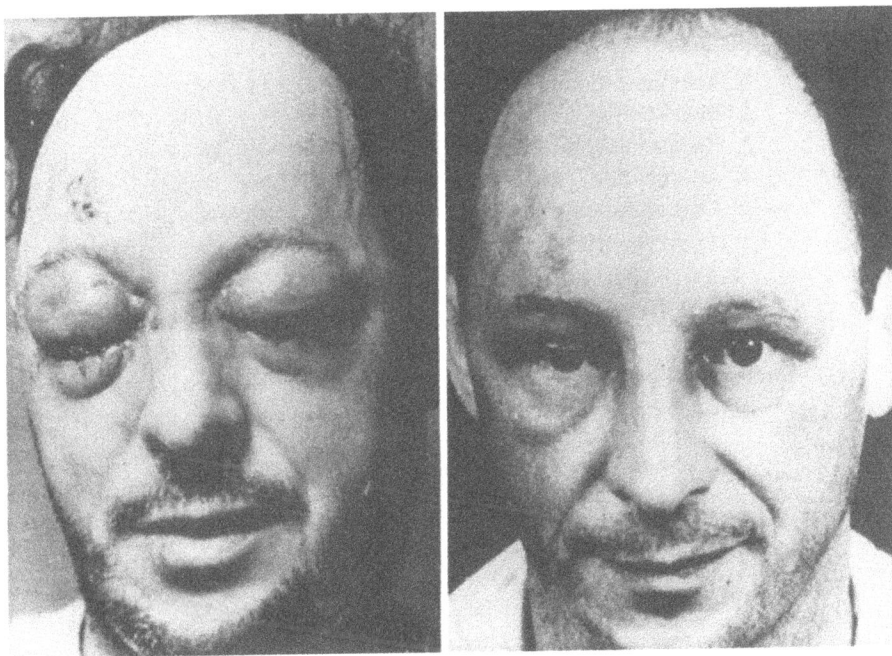

Abb. 1. Septische Sinus cavernosus-Thrombose. Heilung mit 20 000 E Penicillin 1946

schon 1960 freilich sagte, daß die Technik steht, das wirklich effiziente Medikament aber noch fehle. Es bleibt abzuwarten, ob Zusatzmaßnahmen wie Überwärmung, Strahlenbehandlung etc. noch Verbesserungen zu erbringen vermögen.

Aber die Herausforderung für den Chirurgen von heute ist nicht mehr allein die Senkung der postoperativen Komplikationen, sondern die Überwindung der Erkrankung selbst mit einer möglichst hohen Heilungsrate.

Hierzu paßt die Beachtung eines bekannten Essays von Franz VOLHARD, nach dem „die Götter vor die Therapie die Diagnose gesetzt haben". Dieser Ausspruch des großen Internisten gilt heute nicht minder für das Handeln des Chirurgen. Seinem Skalpell kann oder soll es nämlich gelingen, im Idealfall mit einem gezielten Eingriff den Sitz einer Krankheit getreu nach Morgagni (De sedibus et causis morborum – 1761) zu entfernen und bei noch lokalisierter Ausdehnung eine Heilung zu erzielen.

Ein Musterbeispiel zur Erkennung eines spezifischen Leidens ist die Krebserkrankung mit ihrem verschiedenartigen Organbefall, wobei immer mehr der Heilplan für den diagnostizierten Krankheitssitz in eine interdisziplinäre Mehrgleisigkeit mit den 3 therapeutischen Modalitäten: Operation, Radiatio und Chemotherapie einmündet.

Für das zahlenmäßige Ausmaß der zu behandelnden Erkrankungen gilt in toto die Annahme, daß unter den 30 000 geschätzten klinischen Diagnosen 6000 auf chirurgische Krankheiten und 2000 auf Verletzungen entfallen dürften. Entsprechend groß muß das diagnostische Leistungs-Spektrum sein.

Tabelle 1. Klassische Methoden der Diagnostik

1. Anamnese (Soram von Ephesus um 100 n. Chr.)
2. Inspektion und Palpation (Hippokrates)
3. Perkussion (Auenbrugger 1761)
4. Auskultation (Laennec 1819) sowie
5. Temperatur- und Pulskurve nach Traube und Wunderlich

Tabelle 2. Moderne bildgebende Verfahren

Röntgen- und Röntgenkontrastuntersuchungen
Nuklearmedizinische Untersuchungen
Angiographische Diagnostik
Endoskopische Diagnostik

Sonographie
Computertomographie
Digitale Subtraktionsangiographie
Kernspintomographie

Die klassischen Methoden der Diagnostik reichen in einem hohen Prozentsatz zur Erkennung des Leidens aus oder sind wenigstens richtungweisend. Die modernen hochtechnisierten Verfahren – meist aus Nachbargebieten kommend – bringen eine beträchtliche Ausweitung der Zielansprache. Hierbei bleibt es der geistigen Kapazität des erfahrenen Untersuchers überlassen, die optimale Auswahl der diagnostischen Verfahren rationell zu reduzieren. Ein Treffer genügt meistens, ohne alle sonst noch möglichen Wege zur Krankheitserkennung benutzen zu müssen. Zur Illustration des aufgelisteten Diagnose-Arsenals führe ich hier lediglich zwei Beispiele an, die als nichtinvasive Verfahren Vorzüge gegenüber anderen besitzen:

1. Einmal handelt es sich um die einfache Mammographie, die Art und Ausdehnung auch eines kleinen Carcinoms erkennen läßt, das nicht einmal palpabel zu sein braucht.
2. Das 2. Beispiel zeigt mit Hilfe der Sonographie einen kleinen Tumor des Ganglion caroticum, der durch seine Spreizwirkung auf Carotis interna und externa sein Ausmaß zu erkennen gibt.
3. Jüngeren Datums ist die Verlängerung der Überlebensdauer maligner Tumoren (Abb. 3) durch multidisziplinäre Behandlung.

Soweit einige allgemeine Richtpunkte zur Interrelation von chirurgischer Diagnostik und Therapie, wobei der gängige Regelfall für die breite ärztlich-chirurgische Leistung eine stete Filterung durch den kritischen Intellekt verlangt. Um Einzelleistungen von besonderer Qualität heranzuziehen, erschien es den Versuch

Geistige Grundlagen der chirurgischen Therapie

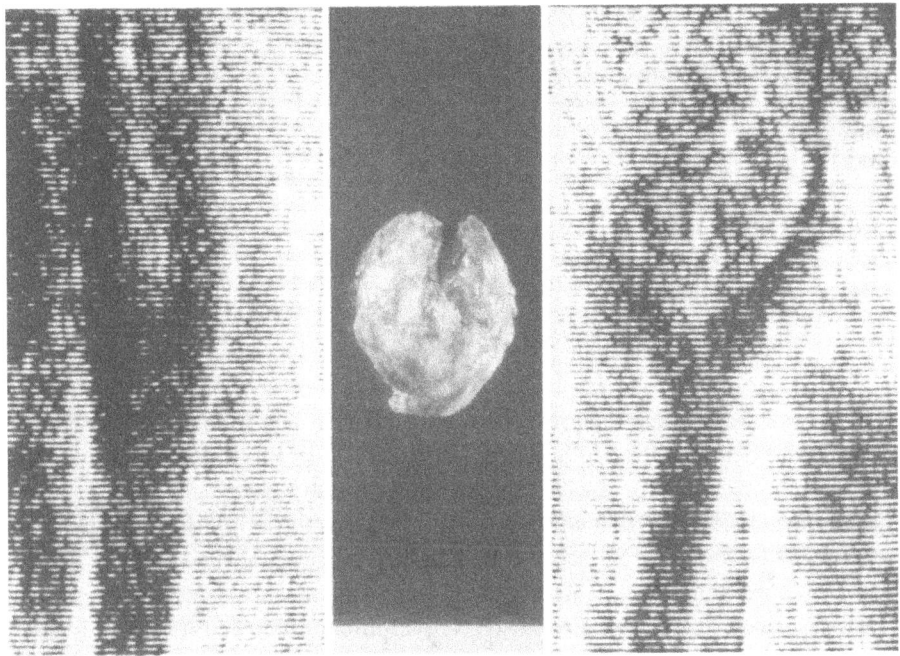

Abb. 2. Tumor Glomus caroticum rechts. Sonographischer Nachweis

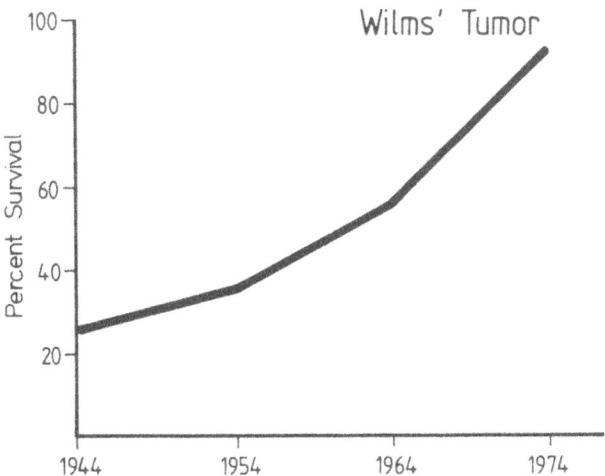

Abb. 3. Interdisziplinäre Therapie durch Operation, Radio- und Chemotherapie beim kindlichen Wilmstumor (M. D. Anderson Hospital, Houston/Texas)

Tabelle 3. Chirurgische Nobel-Preisträger in chronologischer Reihenfolge

Jahr	Chirurg	Nationalität	Arbeitsfeld
1909	Kocher	CH	Schilddrüse
1912	Carrel	F/USA	Vascular Chir.
1922	Banting	CAN	Insulin
1949	Moniz	POR	Neurochirurgie
1956	Forssmann	D	Herzkatheter
1966	Huggins	USA	Endokrine Onkologie

wert, einige Nobelpreisträger aus den chirurgischen Disziplinen zu betrachten, deren Laureaten – nach den Statuten – sich jeweils in Physiologie oder Medizin mit größtem Gewinn für die Menschheit ausgewiesen haben.

Zwischen 1901 und 1979 wurden unter 126 Medizinern und Grundlagen-Forschern 6 operativ tätige Forscher bzw. Kliniker ausgezeichnet, wobei die Amerikaner entsprechend ihrer chirurgischen Departments-Struktur noch 3 weitere Vertreter eines operativen Faches (HNO, Ophthalmologie, Neurophysiologie) hinzuzählen.

Fragen wir uns nach den für die Preisträger (oder andere Forscher) bestimmenden Wegen zum Auffinden eines Zieles wie „What is new" oder wo ist ein humanitärer Fortschritt zu entdecken, so ist als glücklichster Weg zum Erfolg:

1. die Sternstunde (*serendipity*)[1,2] zu nennen, in der ein Hochleistungsgehirn – mehr oder weniger – gerichtet die Zielscheibe trifft. Die Entdeckung der Röntgenstrahlen 1895 gehört z. B. in diese Kategorie, ebenso das viel frühere Absetzen von heißem Öl zur Blutstillung durch Paré als Wiederentdeckung der Gefäßunterbindung in Amputationsflächen.
2. Unverzichtbar ist der freilich in Grenzen zu haltende Tierversuch, wie er z. B. SAUERBRUCHs Druckdifferenzverfahren, CARRELs Gefäßnähte, seine frühen Organtransplantationen, die Herz-Lungen-Maschine und vieles andere ermöglicht hat. Als wir in Berlin mit dem EKK in den 50er Jahren zu arbeiten begannen, traten bald die Antivivisekteure mit meist beleidigenden Schreiben und Telefonanrufen (selbst am Weihnachtsabend) auf den Plan. Die Frage, ob denn die herzkranken Kinder vor oder ohne Tierversuche den neuen Heilverfahren unterzogen werden sollten, ließ nicht alle Anrufe verstummen.

---

[1] Serendipity
(Serendip = früherer Name für Ceylon)
Ein Wort, das Horace WALPOLE prägte für den Titel eines Märchens: Die „Drei Prinzen von Serendip". Seine Helden machten ständig durch Zufall oder Scharfsinn Entdeckungen über Dinge, nach denen sie nicht unmittelbar gesucht hatten
[2] Mit Dank an H. J. ZIMMERMANN (Heidelberg)

3. Selbstversuche wie August BIERs Lumbalanästhesie, HALSTEDs Plexusinfiltration oder FORSSMANNs Herzkatheter haben zusätzlich zu ihrem echten wissenschaftlichen Gewinn auch ihren besonderen ethischen Wert.
4. Schließlich haben von Deutschland (MARTINI) und Großbritannien (RICHFORD) ausgegangene kontrollierte Studien an randomisierten Patienten-Reihen – vor etwa 50–60 Jahren begonnen – aus dem Vergleich bestimmter Heilverfahren die jeweils optimale Qualität der Therapie herauszufinden.

Um exakt dokumentierte Studien handelte es sich – strenggenommen – auch schon bei dem ersten chirurgischen Nobelpreisträger Theodor KOCHER (1909) aus Bern, der ein Krankenkollektiv von 100 operierten Gallenstein-Kranken kritisch auswertete. Sein Hauptarbeitsgebiet war freilich die Physiologie, Pathologie und Chirurgie der Schilddrüse, wobei er an einer eigenen Serie von 9000 Strumektomien hormonale Ausfallserscheinungen etc. registrierte und daraus Rückschlüsse auf die normale Funktion der endokrinen Schild- und Nebenschilddrüse zu ziehen verstand. Vom pädagogischen Standpunkt ist es vielleicht interessant, daß Th. KOCHER bereits im 4. Lebensjahr eingeschult wurde und trotzdem in Bern immer der erste seiner Klasse war, der sich nach seinen Biographen ein Leben lang durch Fleiß, Intelligenz, Selbstkritik, Religiosität und auch nicht zuletzt durch Frohsinn auszeichnete.

Alexis CARREL, in Lyon geboren, war ein glühender Patriot und gewann sein Interesse an der Gefäßchirurgie, bewegt durch den tragischen Tod des französischen Präsidenten CARNOT, der 1894 dem Messerstich eines Attentäters in die gefäßreiche Leiste erlag. Wegen besserer Arbeitsbedingungen ging der junge Chirurg 1904 an die Universität of Chicago und später an das Rockefeller Institut in New York. Gefäßanastomosen, Veneninterpositionen und Organstransplantationen waren sein enthusiastisch betriebenes Forschungsgebiet. Am Ende seines Lebens arbeitete übrigens CARREL zusammen mit Charles LINDBERGH schon 1935 an der Entwicklung eines künstlichen Herzens. Im Gegensatz zum homoio- oder autoplastischen Gefäßersatz hat vor allem Michael DEBAKEY als Pionier der Kunststoff-Prothesen seinen Namen gemacht, weil hiermit ein Aortenersatz in praktisch beliebiger Länge und Weite ermöglicht wurde.

CARRELs Ergebnisse dienten der Frühentwicklung der cardiovasculären Chirurgie und sind ideenmäßig bewußt oder unbewußt mit den Leistungen zweier anderer Männer, nämlich Werner FORSSMANN und John GIBBON, zusammen zu sehen. FORSSMANN hat an einem kleinen Krankenhaus in Eberswalde in 9 Selbstversuchen (nur mit Hilfe einer Krankenschwester) das eigene rechte Herz sondiert und die Methode in einer $2\frac{1}{2}$ Seiten langen Arbeit in der Kli Wo am 5. 11. 1929 publiziert. Eine erhoffte chirurgische Ausbildung bei Ferdinand SAUERBRUCH wurde von diesem trotzdem mit der Bemerkung abgelehnt, daß er Direktor einer Klinik und nicht eines Zirkus sei. Der für die Herzdiagnostik so bedeutsame Schritt trat zunächst in den Hintergrund, bis 1941 der Franco-Amerikaner COURNAND (und RANGES) anläßlich des angebotenen Nobel-Preises in äußerst fairer Weise auf FORSSMANN als Originator des Verfahrens verwies.

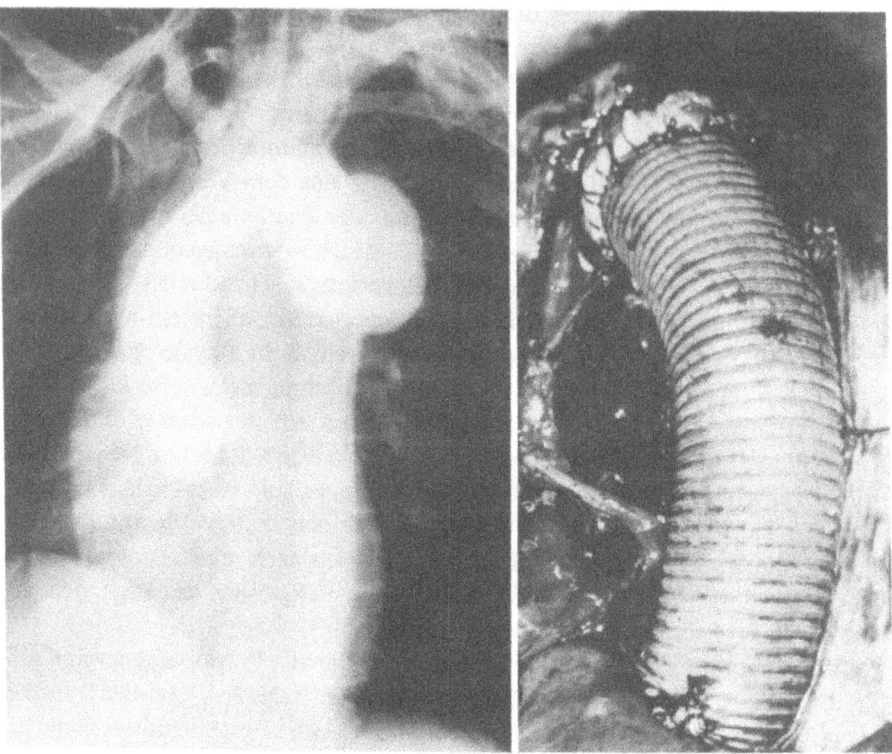

Abb. 4. Traumatische Ruptur der thorakalen Aorta. Ersatz durch Dacron-Prothese

Zur Vollendung des Weges zur Cardio-Chirurgie bedurfte es aber noch der erfolgreichen Entwicklung einer Herz-Lungen-Maschine. John GIBBON in Philadelphia sah eine Kranke nach einer mittelschweren Operation an einer fulminanten pulmonalen Embolie sterben und beschloß zusammen mit seiner Frau (MTA), einen Lungen-Ersatz zur Rettung aus dem hypoxischen Zustandsbild zu konstruieren. Infolge des Krieges dauerte es von 1936 – 1953, bis die erste Operation am offenen Herzen durch GIBBON durchgeführt werden konnte. Seitdem wurden auf der ganzen Welt 100000e von Eingriffen am stillgelegten Herzen unter Sicht des Auges vorgenommen (z. B. FALLOTsche Tetralogie, Mitralinsuffizienz etc.). Umgekehrt wurde wohl auch die Chirurgie an den verschiedensten Hohl- und Parenchym-Organen durch die verfeinerte cardiovasculäre Ära befruchtet. Trotzdem fand das Werk von GIBBON in Stockholm keine Berücksichtigung durch das Nobelkomitee, obwohl es den 3 wohl gleichwertigen Männern gelang, das Herz als das letzte Organ des menschlichen Körpers einem chirurgischen Eingriff zugänglich zu machen.

Als letzter noch lebender Nobelpreisträger sei hier in diesem Zirkel Charles Brenton HUGGINS genannt, der auch als Vater der operativen hormonalen Therapie bezeichnet wird. Im Tierexperiment konnte er zeigen, daß nach Kastration

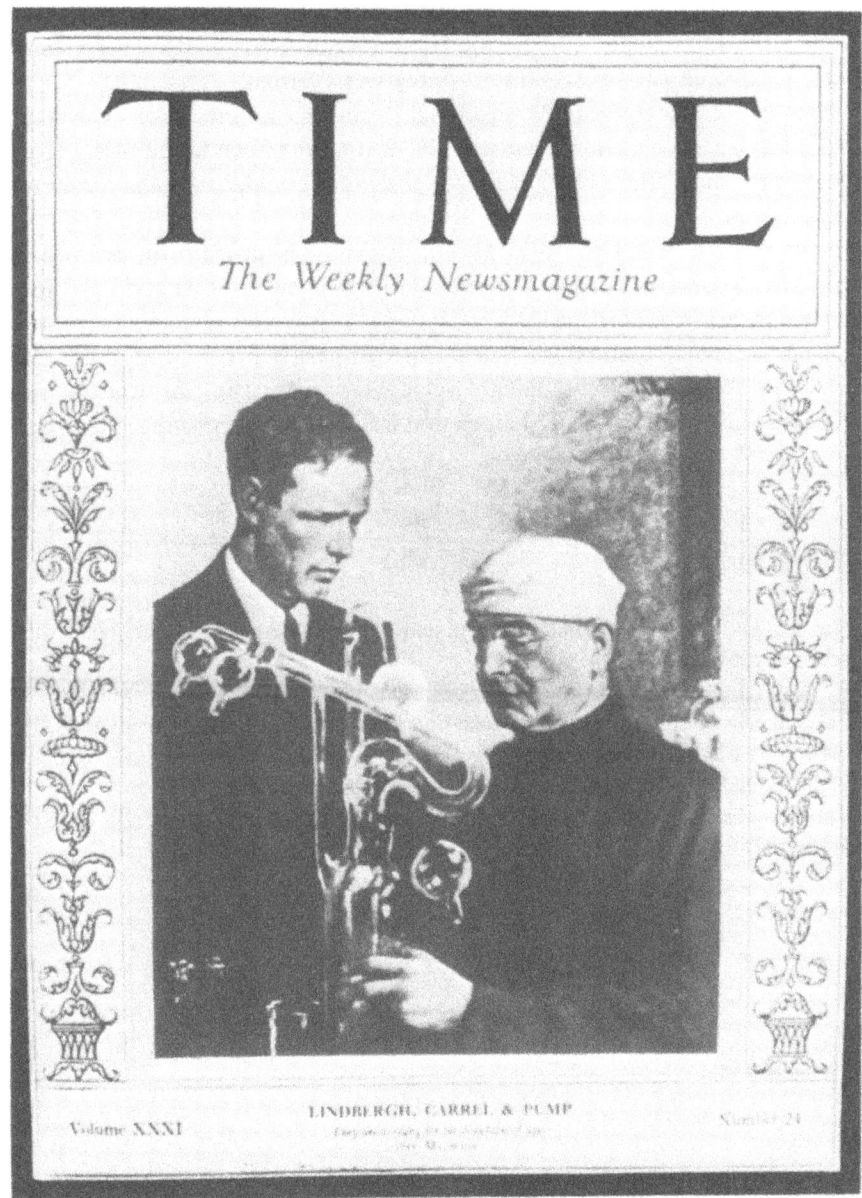

Abb. 5. Alexis Carrel und Charles Lindbergh beim Bau eines künstlichen Herzens 1936

oder östrogener Therapie Adenome und Karzinome der Prostata in gleichem Maße wie ihre Matrix schrumpften. Die klinische Übertragung dieser Befunde auf den Menschen ergab analoge Ergebnisse und brachte Schmerzfreiheit und Überlebenszeiten bis zu 10 und mehr Jahren. Die 3 Hs „head, heart and hand" machen nach den Worten von Charles HUGGINS das Wesen des ärztlichen Forschers aus, wobei das in dem Wort Chirurg nicht enthaltene Mittelstück „heart" auch für die Humanität stehen könnte, die Handwerk und Wissen der operativen Tätigkeit zusammen zur vollen Blüte zu integrieren vermag.

Hier in Heidelberg mag es angebracht sein, ein kühnes Wort von Martin KIRSCHNER zu erwähnen, das auch K. H. BAUER in seinen berühmten chirurgischen Aphorismen zitiert hat: *„Nicht die Operation, sondern der Operateur rettet den Patienten."*

Etwas neutraler hat Otfried FÖRSTER, der große Neurochirurg, die Situation formuliert, wonach nämlich „die Arbeit der Hände nichts Geringeres als die verzehrende Arbeit eines Geistes ist".

Damit hoffe ich, sind einige Belege für den geistigen Untergrund der handwerklichen Tätigkeit unseres Faches versucht worden. Die Chirurgie ist sicher voll damit einverstanden, daß Skalpell und Retorte im Neuenheimer Feld verbleiben.

Literatur

1. Von EULER, The Nobel Foundation and its role for modern day science. Naturwissenschaften 1981, S. 68, 277
2. R. HERRLINGER, Die Nobelpreisträger der Medizin. Heinz Moosverlag, München 1963
3. Langenbecks Archiv für experimentelle und klin. Forschung: Supplement 1978, 1979, 1980, 1981 (Chirurgisches Forum)
4. Nobel Foundation: NOBEL, The man and his prizes. Stockholm 1950
5. The American surgeon 47/48, T. KOCHER, A. CARREL, C. HUGGINS und W. FORSSMANN 1981 – 1982

Sitzungsberichte
der
Heidelberger Akademie der Wissenschaften

Mathematisch-naturwissenschaftliche Klasse

Jahrgang 1984

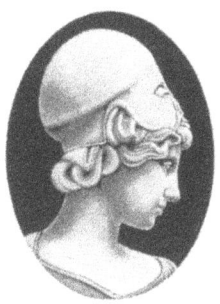

Springer-Verlag
Berlin Heidelberg New York Tokyo
1984

ISBN-13: 978-3-540-15081-7 e-ISBN-13: 978-3-642-46528-4
DOI: 10.1007/978-3-642-46528-4

Das Werk ist urheberrechtlich geschützt. Die dadurch begründeten Rechte, insbesondere die der Übersetzung, des Nachdruckes, der Entnahme von Abbildungen, der Funksendung, der Wiedergabe auf photomechanischem oder ähnlichem Wege und der Speicherung in Datenverarbeitungsanlagen bleiben, auch bei nur auszugsweiser Verwertung, vorbehalten.
Die Vergütungsansprüche des § 54, Abs. 2 UrhG werden durch die „Verwertungsgesellschaft Wort", München, wahrgenommen.

© Springer-Verlag Berlin Heidelberg 1984

Die Wiedergabe von Gebrauchsnamen, Warenbezeichnungen usw. in diesem Werk berechtigt auch ohne besondere Kennzeichnung nicht zu der Annahme, daß solche Namen im Sinne der Warenzeichen- und Markenschutz-Gesetzgebung als frei zu betrachten wären und daher von jedermann benutzt werden dürften.
Satz: K + V Fotosatz GmbH, Beerfelden

2125/3140-543210

Inhalt

Jahrgang 1984

R. LÜST
Extraterrestrische Astronomie 1

F. LEONHARDT
Zu den Grundfragen der Ästhetik bei Bauwerken 25

Ch. RÜCHARDT
Die Bindung zwischen Kohlenstoffatomen, das Rückgrat der Organischen
Chemie, und ihre Grenzen 49

J. PEIFFER
Zur Neuropathologie der Nebenwirkungen nervenärztlicher Therapie 73

F. LINDER
Geistige Grundlagen der chirurgischen Therapie 113

Sitzungsberichte der Heidelberger Akademie der Wissenschaften
Mathematisch-naturwissenschaftliche Klasse

Die Jahrgänge bis 1921 einschließlich erschienen im Verlag von Carl Winter, Universitätsbuchhandlung in Heidelberg, die Jahrgänge 1922-1933 im Verlag Walter de Gruyter & Co. in Berlin, die Jahrgänge 1934-1944 bei der Weißschen Universitätsbuchhandlung in Heidelberg. 1945, 1946 und 1947 sind keine Sitzungsberichte erschienen.
Ab Jahrgang 1948 erscheinen die „Sitzungsberichte" im Springer-Verlag.

Inhalt des Jahrgangs 1979/80:
1. H. P. Schmitt. Akute und intervalläre Strahlenschäden des Zentralnervensystems. DM 84,-.
2. W. v. Engelhardt. Phaetons Sturz - ein Naturereignis? DM 26,-.
3. R. Haas. Influenza - Bagatelle oder tödliche Bedrohung? DM 19,80.
4. T. Kirsten (Hrsg.). Geophysik in Heidelberg. DM 52,-.
5. M. Becke-Goehring. Anorganische Chemie zwischen gestern und morgen. DM 24,-.

Inhalt des Jahrgangs 1980:
1. F. Duspiva. Das Problem der Determination und Differenzierung in der Biologie. DM 20,-.
2. E. Hinz. *Schistosoma intercalatum*-Infektionen in Afrika. Saisonkrankheiten in Nigeria. DM 42,-.
3. J. C. Vogel. Fractionation of the Carbon Isotopes During Photosynthesis. DM 18,80.
4. W. Doerr, W.-W. Höpker, W. Hofmann, K. Kayser, C. Tschahargane. Onkologisches Panorama. Krebsregister, Früherkennung, Phylogenie. DM 18,20.

Inhalt des Jahrgangs 1981:
1. F. Kirchheimer. Die Medaillen der Kurpfälzischen Akademie der Wissenschaften. DM 23,-.
2. S. Berking. Zur Rolle von Modellen in der Entwicklungsbiologie. DM 24,50.
3. Th. Wieland. Moderne Naturstoffchemie am Beispiel des Pilzgiftstoffes Phalloidin. DM 19,-.
4. S. Sambursky. Religion und Naturwissenschaft im spätantiken Denken. DM 10,50.

W. Doerr, W. Hofmann, A.J. Linzbach, K. Rother, F. Seitelberger. Neue Beiträge zur Theoretischen Pathologie. Herausgegeben von H. Schipperges. Supplement. DM 62,-.

Th. Henkelmann. Zur Geschichte des pathophysiologischen Denkens. John Brown (1735-1788) und sein System der Medizin. Supplement. DM 54,-.

Inhalt des Jahrgangs 1982:
1. E. G. Jung. Licht und Hautkrebse. Modelle und Risikoerfassung. DM 26,-.
2. H. H. Schaefer. Georg Cantor und das Unendliche in der Mathematik. DM 17,50.
3. G. Greiner. Spektrum und Asymptotik stark stetiger Halbgruppen positiver Operatoren. DM 18,50.
4. W. Doerr. Cancer à deux. DM 13,80.
5. W. Jaeger. Untersuchungen zu Farbkonstanz und Farbgedächtnis. DM 12,80.
6. H. Habs. Die sogenannte Pest des Thukydides. Versuch einer epidemiologischen Analyse. DM 24,80.

B. M. Thimm. Brucellosis. Distribution in Man, Domestic and Wild Animals. Supplement. DM 45,-.

G. Breitfellner. Der Sekundenherztod. Ein morphologisches, funktionelles und sektions-statistisches Profil. Supplement. DM 128,-.

GPSR Compliance
The European Union's (EU) General Product Safety Regulation (GPSR) is a set of rules that requires consumer products to be safe and our obligations to ensure this.

If you have any concerns about our products, you can contact us on

ProductSafety@springernature.com

In case Publisher is established outside the EU, the EU authorized representative is:

Springer Nature Customer Service Center GmbH
Europaplatz 3
69115 Heidelberg, Germany

www.ingramcontent.com/pod-product-compliance
Ingram Content Group UK Ltd.
Pitfield, Milton Keynes, MK11 3LW, UK
UKHW051252180426